HISTOIRE

DE LA

MÉDECINE EN FRANCE

PENDANT

LA PREMIÈRE MOITIÉ DU XIXe SIÈCLE,

PAR

LE Dr FÉLIX ROUBAUD,

Auteur de l'Annuaire médical et pharmaceutique de la France, de l'Histoire
des hopitaux, etc.

Amicus Plato, sed magis amica veritas.

TOME TROISIÈME.

1re Livraison

EN VENTE :

AU BUREAU CENTRAL, 48, RUE PIGALLE,

ET DANS TOUTES LES LIBRAIRIES DE FRANCE.

Paris, 1851.

L'HISTOIRE DE LA MÉDECINE EN FRANCE, pendant la première moitié du dix-neuvième siècle, par le docteur FÉLIX ROUBAUD, formera **trois beaux volumes in-8°**, ornés de **portraits**, et publiés en **60 livraisons**.

Il paraît une livraison par semaine.

PRIX DE LA SOUSCRIPTION :

Pour Paris.	**50** fr.
Pour la Province.	**60** fr.

Chaque livraison séparée se vend 2 francs.
Le Portrait 1 »

Le premier volume contiendra l'*Histoire de la médecine proprement dite*.

Le second, l'*Histoire de la chirurgie et des sciences accessoires*.

Le troisième, l'*Histoire de la syphilis, dermatologie, lythotripsie, oculistique*, etc., *et du journalisme médical*.

Les trois volumes sont publiés concurremment.

Toutes les réclamations doivent être adressées *franco* à M. RAINGELIN DE SERGY, directeur général, 48, rue Pigalle.

PARIS. — TYPOGRAPHIE ET LITH. FÉLIX MALTESTE ET CIE,
Rue des Deux-Portes-Saint-Sauveur, 22.

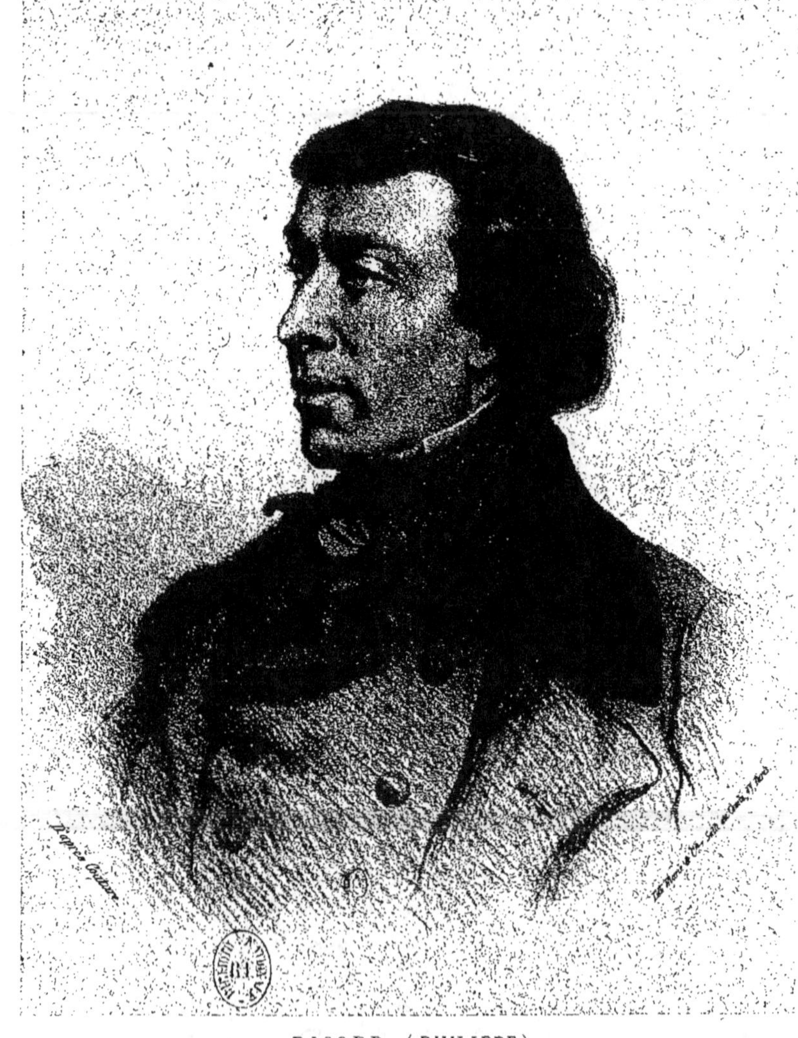

RICORD (PHILIPPE).

Né à Baltimore, (Etats Unis), le 10 Décembre 1800.

Histoire de la Médecine en France.

HISTOIRE

DE LA

MÉDECINE EN FRANCE

PENDANT

La première moitié du XIXe siècle.

Paris. — Typog. Félix Malteste et Cᵉ, rue des Deux-Portes-Saint-Sauveur, 22.

HISTOIRE

DE LA

MÉDECINE EN FRANCE

PENDANT

LA PREMIÈRE MOITIÉ DU XIXᵉ SIÈCLE,

PAR

LE Dʳ FÉLIX ROUBAUD,

Auteur de L'ANNUAIRE MÉDICAL ET PHARMACEUTIQUE DE LA FRANCE; de L'HISTOIRE
DES HOPITAUX, etc.

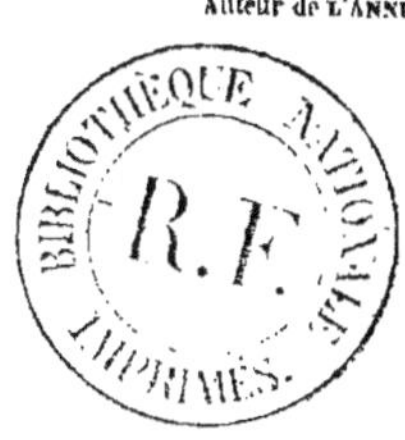

Amicus Plato, sed magis amica veritas.

TOME TROISIÈME.

EN VENTE :

AU BUREAU CENTRAL, 48, RUE PIGALLE,

ET DANS TOUTES LES LIBRAIRIES DE FRANCE.

—

Paris, 1851.

SYPHILIS ET DERMATOLOGIE.

Quoique n'ayant qu'un seul point de contact, la syphilis
et la dermatologie ont dû trouver place dans le même cadre,
car si tous les syphilographes ne sont pas dermatologistes,
presque tous les dermatologistes sont syphilographes.

L'histoire de la syphilis a dû précéder celle de la dermatologie, parce que le lien qui rattache ensemble ces deux
branches de la science découle de la vérole, et que l'examen
de la cause doit nécessairement venir avant l'étude des
effets.

Trois écoles se sont disputé, pendant la première moitié
du dix-neuvième siècle, le terrain de la syphilis : les non-
identistes, les non virulistes et les identistes, dans l'ordre de
succession.

C'est cet ordre que j'ai suivi.

M. Ricord, qui est aujourd'hui le chef de l'école des non-
identistes, ouvre la galerie des syphilographes, où viendront
se placer après lui les Cullerier, dont l'oncle et le neveu me
serviront pour ainsi dire de trait-d'union entre les virulistes
et les non-virulistes.

Ces derniers n'ont plus qu'un seul représentant, M. Desruelles (1). Je dirai à son sujet ce que fut cette église de la doctrine physiologique (2).

Parmi les identistes se placent MM. Vidal (de Cassis), de Castelneau (3), Cazenave, et à peu près tous les dermatologistes. Avec M. Cazenave, je trouverai une facile transition entre la syphilis et la dermatologie.

M. Beaumès (de Lyon) forme une école à lui : c'est l'école éclectique. Je l'examinerai à part.

En dermatologie, l'école de Willan et celle d'Alibert se sont longtemps disputé la suprématie : M. Cazenave, comme le représentant le plus fidèle de Willan et de Biett, ouvrira l'histoire de cette école, dont les principes ont été poussés à leurs dernières conséquences par M. Gibert, dont la place est naturellement marquée après M. Cazenave.

Puis viendront successivement, et selon qu'ils se sont plus ou moins éloignés de la classification de Willan, MM. Rayer, Beaumès (de Lyon) et Devergie (4).

L'école d'Alibert n'a plus qu'un seul représentant fidèle, M. Duchesne-Duparc ; c'est par lui que je terminerai l'histoire de la dermatologie.

(1) Je ne parle pas de M. Richond-Desbrus, que la politique avait enlevé à la médecine, et que la Révolution a arraché à la politique, sans le rendre à la médecine.

(2) Ainsi que je l'ai fait dans les précédents volumes, je choisis, pour exposer les idées d'une école, le représentant le plus fidèle de ces idées encore vivant, parce que je puis suivre jusqu'à aujourd'hui les phases par lesquelles passe cette école. Quand une doctrine n'a plus d'interprète direct, je m'empare du maître, ainsi que cela m'est arrivé pour la doctrine de Broussais.

(3) M. de Castelneau, aujourd'hui principal rédacteur de la *Gazette des Hôpitaux*, trouvera mieux sa place dans l'histoire du journalisme médical.

(4) Bien que des travaux importants désignent la place de M. Devergie parmi les dermatologistes, je renvoie l'appréciation de ses œuvres dans le cadre consacré à l'histoire de la *médecine légale*, où le classent naturellement le plus volumineux de ses ouvrages et sa position près les tribunaux de Paris.

RICORD

(PHILIPPE),

Né à Baltimore (États-Unis), le 10 décembre 1800.

I

Dans tout le cadre nosologique il n'est pas une seule maladie dont l'histoire ait donné lieu, comme celle de la vérole, à tant de disputes et de querelles ; en cette matière, on a tout nié, on a tout affirmé, on a tout controversé, parce qu'on n'avait pas sans doute suffisamment tout prouvé ; rien, pas un iota dans cette malheureuse histoire n'a pu mettre trois hommes d'accord : origine, nature, diagnostic, pronostic, traitement, tout a été sujet de luttes, de batailles, et il n'est même pas jusqu'au nom qui n'ait exercé la verve des contradicteurs et des poètes.

L'origine ? Les uns la font remonter jusqu'à notre premier père, ou peu sans faut, et veulent que Moïse, celui-là même qui se trouva un jour face à face avec Dieu, ait consigné la description de la vérole dans le *Lévitique*. Après ce tour de force, il n'était pas difficile d'en saisir des traces dans Hippocrate, Celse, Galien, Oribase, Œtius et mille autres, de telle sorte que, d'après ces témoignages, la vérole aurait été connue de toute antiquité. — Les autres, moins confiants dans la parole de Moïse, prétendent que l'ancien continent n'a été affligé de la vérole que depuis la découverte du Nouveau-Monde et que Cristophe Colomb la rapporta en Europe avec les premiers trésors de l'Amérique. — Triste corollaire du système des compensations !

La nature ? Ceux-ci ont admis l'existence d'un virus ; ceux-là l'ont nié d'une manière absolue ; les uns ne le voient que dans un accident primitif unique, le chancre, et les autres en reconnaissent deux espèces, le premier pour le chancre, le second pour la blennorrhagie.

Le diagnostic? Hunter, Girtanner, Fritze, Auguste-Frédéric Hecker, B. Bell, Abernethy, Carmichael et beaucoup d'autres disent combien il est quelquefois difficile de confondre les ulcères syphilitiques avec ceux qui ne le sont pas, sans parler ici des querelles qu'a soulevées et que soulève encore aujourd'hui la nature de la blennorrhagie.

Le pronostic? Sans remonter trop haut dans notre histoire, où nous trouverions inscrits au chapitre de la vérole les actes de décès de François Ier et de Louis XV, on rencontre des pessimistes qui, doutant de la curabilité du mal, en voient des traces partout et le notent comme la cause principale de la dégradation, non seulement de l'individu mais encore de l'espèce; de telle sorte qu'avec un peu d'habitude du calcul des probabilités, ces pessimistes pourraient à quelques années près, annoncer la fin totale du monde.

Le traitement? Oh! ici je renonce à m'engager dans un dédale inextricable : tout ce que l'imagination de l'homme a pu rêver, tout ce que la raison du savant a pu trouver, tout ce que la réflexion de l'expérimentateur a pu noter, tout ce que la verve du charlatan a pu prôner, tout a été mis en œuvre contre cette étrange et mystérieuse maladie.

Bien étrange et bien mystérieuse, en effet, car au début chacun lui donna le nom que son désespoir lui inspira : les uns la comparant aux pustules la nommèrent *lò male de la tavelle* (les Génois); *il male delle bolle* (les Toscans); *lò male de le brossule* (les Lombards), etc; les autres lui infligèrent le nom du saint sous l'assistance duquel ils mettaient leur guérison : *mal de saint Mévius* (les Allemands); *de saint Sement* (les Aragonais); *de saint Job, de saint Evogre, de saint Roch, de sainte Reine*, etc. Ceux-ci l'appelèrent du nom de leurs ennemis sur lesquels ils voulaient jeter l'opprobre et le mépris : *mal de Naples* (les Français); *male francese* (les Napolitains); *mal de Bordeaux* (les Anglais) ; *mal espagnol* (les Africains), etc., etc. Ceux-là enfin, lui décernèrent un nom composé, comme *patursa*, que Jean Almenar croit formé des trois premières syllabes des trois mots suivants : *passio, turpis, saturnina.*

Il était assez difficile de s'entendre au milieu de toutes ces dénominations diverses, quand Gérôme Fracastor employa le premier le mot *syphilis*, que tout le monde à peu près aujourd'hui a adopté. Mais qu'est ce vocable? que désigne-t-il? que dit-il? Fracastor est muet sur l'étymologie de son mot : seulement, dans un épisode du IIIe livre de son poème, il suppose qu'un berger impie, nommé *syphilus*, fut le premier atteint de ce mal inventé par le courroux céleste; mais, je le répète, nulle part il n'explique l'origine du mot.

Les commentateurs se sont alors mis à l'œuvre, et Swediaur le premier proposa l'étymologie de συς, *porcus*, et φιλια, *amor*, c'est-à-dire *amor porcinus*, *amour de pourceau*. Cette explication parut insuffisante, et Réjes et Fallope prétendirent que *syphilis* dérivait incontestablement de συς *avec*, et φιλια, *amour*, c'est-à-dire compagne de l'amour.

Cette définition, pour le dire en passant, ne pourrait s'accorder avec la distinction que Carmichael a proposé d'établir entre toutes les affections des organes génitaux : on sait que cet auteur veut que l'on donne le nom de *maladies vénériennes* aux maladies des organes génitaux produites par un coït impur, mais sans virus, et que l'on réserve le nom de *syphilis* au chancre huntérien et aux accidents qui en sont la suite.

C'est assez de préliminaires; il est temps d'entrer dans le cœur de notre sujet et de dire quel était l'état de la science sur la syphilis au moment où M. Ricord parut sur la scène du monde.

Dès la fameuse épidémie de 1494, qui éclata simultanément dans les armées française et napolitaine, la vérole fut considérée comme résultant d'un virus, et les préparations mercurielles externes lui furent opposées, en mémoire des succès que les Arabes avaient obtenus de cet agent dans les maladies de la peau. Administré à de trop fortes doses et sans précautions, le mercure détermina des accidents terribles qui le firent complétement abandonner lors de l'introduction du gayac en Europe, en 1517.

L'espoir que l'on fondait sur les sudorifiques ne s'étant pas réalisé, une réaction en faveur des préparations hydrargiriques se manifesta, et moins de dix ans après leur abandon, Jacques de Béthencourt, médecin de Rouen, y revint et les préconisa; les médecins de Montpellier secondèrent surtout cette réaction, et, sauf quelques attaques partielles, le mercure resta à peu près maître du terrain syphilitique jusqu'au commencement de notre siècle.

En 1813, Fergusson publia dans le tome 4 des *Transactions médico-chirurgicales* de Londres, un mémoire relatif à des observations qu'il avait faites en Espagne et en Portugal, pendant la guerre des Anglais contre Napoléon. Il prétendit que dans la péninsule ibérique les maladies vénériennes étaient très bénignes, étaient traitées sans mercure et ne donnaient naissance à aucun accident consécutif grave; tandis que chez les soldats anglais la même affection résistait souvent au mercure et déterminait, dans un grand nombre de cas, des phénomènes morbides très intenses. Fergusson attribuait cette différence d'action aux excès, aux fatigues de la guerre, auxquels étaient soumis ses compatriotes, et aussi à leur transplantation dans un pays très chaud, et ne concluait cependant à l'inutilité du mercure que chez les Portugais, et reconnaissait que les moyens insignifiants dont ceux-ci se servent étaient tout à fait insuffisants chez les Anglais.

Le docteur Rose confirma les observations de son compatriote, et commença le premier, en Angleterre, à proscrire le mercure du traitement contre la syphilis.

La voie nouvelle, ouverte par ces deux médecins d'armée, avait été cependant préparée par les travaux de Hunter, d'Abernethy, de Carmichael, qui s'étaient efforcés de limiter les cas où les préparations hydrargiriques sont nécessaires.

Bientôt de nouveaux praticiens marchèrent sur les traces du docteur Rose : Guthrie, Thomson, Hill et beaucoup d'autres furent de ce nombre : Alcock recommanda la cautérisation des ulcères primitifs dès le début ; Cole nia l'existence du virus syphilitique et attribua à la malpropreté les ulcères des organes génitaux, etc.

Les travaux des médecins anglais furent peu connus en France ; cependant on assure que dès le commencement de notre siècle quelques chirurgiens militaires traitaient la vérole sans mercure ; en 1811, un anonyme publia à Strasbourg, en faveur de la non-existence du virus vénérien, une brochure dont voici le titre : *Sur la non-existence de la maladie vénérienne ; ouvrage dans lequel il est prouvé que cette maladie, inventée par les médecins du XVᵉ siècle, n'est que la réunion d'un grand nombre d'affections morbifiques de nature différente, dont on attribue faussement la cause à un virus contagieux qui n'a jamais existé.* La même opinion fut soutenue en 1816 par Jourdan dans le *Journal universel des sciences médicales.* Mais cette nouvelle doctrine se fût sans doute brisée contre l'influence qu'exerçait alors Cullerier, oncle, si la médecine physiologique n'était venue l'élever au rang d'un de ses principes fondamentaux.

Broussais fut amené à nier le virus syphilitique comme toutes les causes spéciales des maladies. Pour lui la vérole est une irritation qui occupe l'extérieur du corps, et dont on prévient la répétition qui forme la diathèse, par les antiphlogistiques locaux et surtout par les sangsues abondantes au début ; la syphilis constitutionnelle cède aux mêmes moyens ; mais comme la guérison est longue, dit-il, on administre à l'intérieur et à petites doses, pour prévenir la gastrite, les mercuriaux et les sudorifiques, qui agissent dans ce cas en exerçant la révulsion sur les capillaires dépurateurs.

Les disciples de Broussais furent en cette occasion, comme en beaucoup d'autres, plus logiques que leur maître : si la syphilis n'est que le produit d'une inflammation normale, disaient-ils, les moyens antiphlogistiques ordinaires doivent suffire pour la combattre.

Ces données de la nouvelle doctrine furent expérimentées pour la première fois, en 1820, à l'hôpital militaire de Metz par M. Calmeil. Trois ans après, ces expériences furent reprises par M. Richond-Desbrus à l'hôpital militaire de Strasbourg.

A la même époque, c'est-à-dire en 1823, M. Dubled publia dans les *Annales de la médecine physiologique* le premier travail relatif à cette question, travail auquel Broussais ajouta une note, pour tempérer les idées trop exagérées de l'auteur.

La nouvelle école syphilitique suivit à peu près les phases de la doctrine physiologique, et, au moment où M. Ricord fut appelé à prendre un service à l'hôpital des vénériens, cette école avait vu naître pour la soutenir le volumineux ouvrage de M. Richond-Desbrus *sur la non-existence du virus vénérien*, paru en 1826 ; *le Traité complet des maladies vénériennes* (1826) de Jourdan ; *la Clinique des maladies syphilitiques* (1826) de Devergie ; deux mémoires très importants de M. Desruelles, contenant les résultats comparatifs des essais qu'il fit au Val-de-Grâce, depuis le 16 avril 1825 jusqu'au 31 juillet 1827, sur les traitements mercuriels et non mercuriels (1).

Cependant, le souvenir des doctrines anciennes n'était pas entièrement perdu : bien que Cullerier oncle fut mort en 1827, il restait à ces doctrines d'autres représentants : M. Lagneau donnait en 1828 la sixième édition de son livre ; M. Petit (de l'Ile de Rhé) combattait dans la presse les principes de la nouvelle doctrine et était imité par plusieurs journaux, et Cullerier neveu démontrait par ses expériences avec M. Ratier, et défendait dans sa clinique de l'hôpital du Midi l'existence du virus syphilitique.

L'école physiologique soutenait la lutte, car dans le courant de l'année 1829, Devergie répondit à toutes les attaques dans le journal de Broussais.

Telle était la science au point de vue syphilitique lorsque M. Ricord l'aborda en quelque sorte par hasard ; il ne dut de déblayer ce terrain nouveau et d'y attacher à tout jamais son nom, ni à une aptitude particulière ni à des études spéciales : élève de Dupuytren et de Lisfranc, il s'était formé sous ces deux grands maîtres à la pratique de la chirurgie générale, et ce n'est que dans les circonstances

(1) Voir plus loin l'article consacré à M. Desruelles.

de sa vie que nous trouvons l'explication de sa place à côté des Swediaur, des Hunter et des Cullerier.

Il m'est donc maintenant commandé d'aborder l'histoire de l'homme, avant d'exposer les principes de l'*école syphilitique non-identiste*, dont M. Ricord est le chef.

II

Le père de M. Ricord, riche négociant de Marseille, armateur de la compagnie des Indes orientales et occidentales, ayant été à peu près ruiné par les événements de 89, se réfugia aux États-Unis, où la république naissante promettait au commerce et à l'industrie une sécurité d'autant plus grande, que la guerre de l'indépendance était finie et que l'Angleterre consacrait sa fortune et ses soldats à soutenir les honteuses intrigues des émigrés français.

Il se fixa à Baltimore, un des ports les plus considérables du Maryland.

Ce fut dans cette ville que naquit M. Philippe Ricord, le 10 décembre 1800.

Son éducation fut confiée à son frère aîné, Jean-Baptiste, qui, suivant la carrière de son grand-père, médecin distingué de l'hôpital de Marseille, avait pris le titre de docteur en médecine à la faculté de New-York, et qui devait plus tard se faire connaître comme philologue érudit (1) et savant naturaliste. (2)

Sous un pareil maître, les sciences naturelles durent occuper une large place dans les études de l'enfant et faire entrevoir à son imagination la carrière où se pouvait un jour engager sa vie. Cependant rien alors dans M. Ricord ne faisait présager des penchants pour une profession où la gravité semble aussi nécessaire que la science : pétulant, vif, ardent au plaisir, d'un esprit enjoué et brillant, on l'eût dit destiné plutôt à la vie légère des salons ou à l'existence aventureuse du soldat qu'aux habitudes austères du savant et du médecin.

Mais sous ces apparences de légèreté et sous cette humeur badine se cachait une intelligence précoce et apte à tous les genres

____

(1) J.-B. Ricord est auteur d'une grammaire anglaise qui est longtemps restée classique dans les établissements d'instruction d'Amérique.

(2) Il a publié : *Histoire et recherches expérimentales sur les plantes vénéneuses des Antilles.*

de travaux. — M. Ricord fut en peu de temps familier avec les sciences naturelles.

Son second frère, Alexandre, également son aîné, partageait ses études et entrait avec lui dans une carrière qui, sans l'élever à la hauteur de Philippe, ne devait pas être sans quelque éclat pour son nom (1).

Les trois frères formèrent bientôt une caravane, dont la direction et le commandement furent confiés à Baptiste, et parcoururent successivement le Canada, la Virginie, l'archipel colombien, étudiant tour-à-tour la botanique et la zoologie, dont ces contrées renferment de si nombreux et intéressants matériaux.

Ces excursions scientifiques ne servirent pas seulement à l'instruction des trois frères Ricord, elles décidèrent encore, par une circonstance fortuite, de leur fortune et de leur avenir.

Lesueur, naturaliste distingué et compagnon de voyage de l'illustre Perron, qui avait fait le tour du monde, explorait en même temps que les frères Ricord et dans le même but, les pays que ceux-ci parcouraient; le hasard les fit rencontrer et tout aussitôt la similitude des travaux et le souvenir de la mère-patrie les lièrent de la plus étroite amitié.

A la même époque, M. Hyde de Neuville, ambassadeur de France aux Etats-Unis, eut pour mission de collecter divers objets d'histoire naturelle qui manquaient au Muséum de Paris et chargea de ce soin le compagnon de Perron. Lesueur eut recours aux frères Ricord pour le seconder dans ses recherches, et les présenta à M. Hyde de Neuville qui accepta leurs services et leur promit, en échange, d'utiliser leurs connaissances et de s'intéresser à eux.

Cette promesse ne fut pas illusoire : la mission qu'ils avaient acceptée ayant été remplie, Philippe et Alexandre Ricord furent chargés d'apporter la collection à Paris.

C'était en 1820.

Les deux jeunes gens partirent, emportant pour toute fortune leur bagage scientifique et une lettre de recommandation pour Cuvier.

Philippe Ricord, qui désormais va m'occuper seul, avait alors un avantage sur son frère et compagnon de voyage : il avait été initié aux premiers éléments de la médecine.

Chose étrange! caprice bizarre du hasard!! M. Ricord puisa ses

____

(1) M. Alexandre Ricord est docteur en médecine de la Faculté de Paris, élève de Cuvier, voyageur naturaliste, correspondant du Muséum et de l'Académie nationale de médecine de Paris.

premières notions médicales auprès du docteur Rousseau de Philadelphie qui, en 1820, publia un ouvrage où il niait l'existence du virus syphilitique, et prétendait que la contagion est le résultat de l'âcreté des mucosités sécrétées par les organes génitaux; il bannissait naturellement la médication mercurielle, qu'il accusait de produire des symptômes consécutifs. Qui eût prévu qu'un jour l'élève du docteur Rousseau mettrait une partie de sa gloire à prouver l'existence du virus syphilitique, et à replacer le mercure au rang thérapeutique qu'il n'aurait jamais dû quitter?

Mais poursuivons.

Nommé, avec son frère, conservateur du petit cabinet d'histoire naturelle de M. Hyde de Neuville, M. Ricord caressa la pensée de continuer les études médicales, commencées en Amérique; mais ces études sont fort dispendieuses en France; et la bourse du jeune homme était aussi légère qu'étaient brillants ses rêves d'avenir. Comme la plupart d'entre nous, ceux du moins qui, à leur début dans la carrière, se trouvent aux prises avec les difficultés de la vie, M. Ricord essaya de mettre à profit ce qu'il savait pour apprendre davantage encore.

Versé dans la connaissance de la langue anglaise, il se fit professeur d'anglais.

Initié aux principes de l'histoire naturelle, il traduisit pour le baron de Férussac quelques ouvrages anglais sur cette matière.

Le temps, cet autre capital, non moins précieux que l'argent pour la jeunesse studieuse, manqua également à M. Ricord; celui-ci en emprunta au sommeil, qui, à 20 ans, en absorbe une si large part; le sommeil refusa d'abord, mais il fut obligé de céder devant les moyens employés pour le combattre.

Malgré tant d'efforts et de bon vouloir, M. Ricord ne voyait pas sa position financière s'améliorer. M. Hyde de Neuville, revenu à Paris, lui offrit la place de voyageur naturaliste attaché à l'ambassade; son protégé refusa; il voulut persévérer dans la carrière médicale.

Cuvier lui donna alors le conseil d'entrer au Val-de-Grâce, où Broussais brillait de tout l'éclat de la gloire; mais comme si la destinée n'eût pas voulu rapprocher de lui un homme qui devait un jour montrer l'insuffisance de sa doctrine et prévenir peut-être une éclatante apostasie, M. Ricord ne fit qu'une insignifiante apparition à cet hôpital militaire, et fut bientôt admis, en qualité d'élève externe, dans le service de Dupuytren, à l'Hôtel-Dieu, poste qu'il conserva encore après sa nomination à l'internat.

Le maître et l'élève avaient su s'apprécier l'un l'autre; mais quelques nuages, nés de la différence de leur caractère, ne tardèrent pas à se montrer entre eux ; le premier signal de leur mésintelligence éclata à l'occasion d'une plaisanterie échappée à la verve de M. Ricord. Dupuytren faisant un jour à sa clinique l'histoire d'un malade mort, disait-il, à la suite d'un *delirium tremens*, M. Ricord fit observer à un de ses camarades placé près de lui, que le délire n'était pas aussi *mince* qu'on le prétendait, puisque le malade en était mort. Dupuytren, dont l'humeur était peu joviale, l'entendit et se fâcha.

Plusieurs fois de pareilles scènes se renouvelèrent, mais sans amener une rupture complète ; un sujet plus grave la détermina ; ce fut à l'occasion de la *pince à forceps* inventée par le grand chirurgien pour le traitement des anus contre nature.

On sait qu'en 1798, Schmalkalden, dans sa dissertation inaugurale, proposa, pour la cure de cette affection, de traverser à l'aide d'une aiguille courbe la base de l'éperon et d'y introduire une forte ligature, afin de le couper par degrés d'arrière en avant dans le sens de sa longueur, en tirant sur le fil; on sait aussi que Physick, de Philadelphie, mit en pratique, en 1809, le procédé de Schmalkalden, et que ce ne fut qu'en 1813 que Dupuytren se servit, pour la première fois, du même procédé sur un anus contre nature survenu à la suite d'une hernie étranglée, et qui n'avait pu être guérie par la méthode de Desault.

Les dangers de ce procédé étaient trop manifestes pour que Dupuytren n'essayât pas de les prévenir ; ce fut alors qu'il inventa sa *pince à forceps* et qu'il créa l'opération de l'*entérotomie*.

Le chirurgien de l'Hôtel-Dieu voulut connaître les travaux de ses devanciers sur la matière, et chargea dans ce but M. Ricord d'analyser ceux de Physick.

Cette analyse fut loin d'être favorable à Dupuytren ; elle établit que l'idée qui l'avait conduit à l'entérotomie appartenait au chirurgien américain, et qu'il ne pouvait par conséquent en réclamer la priorité.

Cette conclusion, on le comprend, froissa la vanité du chirurgien français ; le maître et l'élève eurent une discussion assez vive, à la suite de laquelle ils se séparèrent pour toujours.

M. Ricord entra à la Pitié dans le service de Béclard, dont la mort, survenue quelque temps après, laissa la place libre à Lisfranc.

Malgré la rudesse de ses manières, la vivacité de ses paroles et les emportements de son esprit, Lisfranc unissait à un caractère de franchise et de loyauté que n'ont pu contester ses ennemis, le cœur le plus compatissant et le plus généreux. — Il était sous ce rapport le type du soldat français ; il en avait même conservé les formes dans son manuel opératoire et, je crois le voir encore devant la jeune génération médicale, commandant l'exercice opératoire, le divisant en temps et en mouvements tout à fait militaires, c'est-à-dire tout à fait exacts, et électrisant avec ces habitudes toutes nouvelles les nombreux étudiants qui suivaient sa clinique.

M. Ricord, séduit par la précision des méthodes opératoires de Lisfranc, par l'étrangeté de son caractère et par les élans quelquefois acrimonieux de ses critiques, et peut-être aussi poussé par son ressentiment contre Dupuytren, que Lisfranc, dans son langage abrupte, appelait *le grand boucher de l'autre côté de l'eau*, M. Ricord, dis-je, s'attacha au chirurgien de la Pitié, en adopta les principes, et termina sous sa direction le temps de son internat.

Reçu docteur en 1826, il se trouva de nouveau aux prises avec la misère, et désespérant de vaincre ses rigueurs, il se retira, vers la fin de la même année, à Olivet, près d'Orléans ; il emportait l'espoir de revenir à Paris, car son éloignement était le résultat de la nécessité et non d'une détermination de sa volonté.

Il y revint en effet bientôt, rappelé par le concours pour une place de chirurgien dans les hôpitaux.

Il échoua.

Pour la première fois il sentit le découragement entrer dans son âme ; il douta, il ne crut plus à sa destinée. Il quitta de nouveau Paris où la fortune se montrait pour lui si sévère et se retira à Croüy-sur-Ourcq, à cinq lieues de Meaux, afin d'oublier ses beaux rêves de gloire dans les dures nécessités de la vie d'un médecin de campagne.

En peu de temps sa clientèle fut nombreuse et son cœur se rouvrit à l'espérance avec les premières faveurs de la fortune : la misère a des désespoirs qui brisent les plus belles facultés de l'homme, et le succès a des élans qui donnent à l'âme, pour ainsi dire, une nouvelle et plus énergique vitalité.

Dans les douceurs de sa position aisée à Croüy-sur-Ourcq, M. Ricord avait oublié son premier échec et rêvait aux hasards d'une seconde lutte. L'occasion ne se fit pas attendre, et dans cette nouvelle épreuve, le modeste médecin de campagne l'emporta sur MM. Bérard, Laugier, Guersant fils, Philippe Boyer et beaucoup d'autres.

C'était un premier pas vers la fortune, mais ce n'était pas encore la fortune elle-même. Celle-ci devait se faire attendre jusqu'en 1831, époque à laquelle M. Ricord fut porté sur son véritable terrain, c'est-à-dire à l'hôpital des vénériens. Jusque-là M. Ricord vécut comme il put : tantôt des revenus d'une modeste clientèle, tantôt du produit d'un cours payant sur la chirurgie qu'il faisait à la Pitié.

C'est un peu l'histoire de chacun de nous.

Mais en 1831, une place de chirurgien étant devenue vacante à l'hôpital du Midi (1) par la mort de Bard, et M. Ricord ayant été désigné pour la remplir, un horizon nouveau se déroula devant l'esprit investigateur de l'élève de Lisfranc.

L'hôpital des Capucins renfermait à cette époque le cadre complet de la pathologie syphilitique : les hommes, les femmes, les nourrices et les enfants s'y trouvaient à la fois réunis, et présentaient le champ le plus vaste que pussent embrasser les méditations du savant et les calculs de l'expérimentateur.

D'un autre côté, l'école physiologique avait entièrement transfiguré l'essence et l'histoire de la syphilis : niant tout à la fois la spécificité de la cause et celle des remèdes, elle avait fait de la vérole une simple inflammation qu'il suffisait, pour combattre, des moyens antiphlogistiques ordinaires.

Sans doute, les meilleurs esprits n'étaient pas tombés dans l'erreur de l'école physiologique, mais les dogmes de cette école avaient eu un tel retentissement dans le monde, et avaient laissé au milieu de la génération qui les avait entendu proclamer un sillon si profond et si large, que c'était rendre un immense service à l'humanité et à la science, que de prouver seulement d'une manière irréfragable l'existence d'une cause spécifique, c'est-à-dire d'un virus.

C'est cette preuve palpable, matérielle, expérimentale en un mot, que M. Ricord essaya d'abord de chercher.

Il la trouva dans le livre de Hunter à l'article inoculation.

S'emparant tout à la fois de l'idée et des expériences du syphilographe anglais, il développa tellement l'une et compléta tellement les autres que toutes deux semblèrent lui appartenir en propre, quand surtout il étaya sur elles la doctrine que je vais discuter dans le chapitre suivant.

III

Grâce aux importantes recherches de M. Ricord sur l'inocula-

(1) L'asile réservé aux vénériens (hommes), à Paris, occupe l'ancien couvent des Capucins, et se trouve à la partie méridionale de la ville; par ce double motif, il est indistinctement appelé : *Hôpital du Midi, Hôpital des Capucins.* — Les vénériens (femmes) sont actuellement à l'hôpital de l'Ourcine.

tion, on admet généralement aujourd'hui l'existence d'un virus syphilitique. Mais quelle est la nature de ce virus? Quels sont ses modes de transmission? ses modes de manifestation? ses modes d'action? Oh! ici les dissidences commencent, les hypothèses se hasardent et les opinions se rencontrent rarement.

Tentons cependant de pénétrer ce dédale, et, prenant pour bases de la discussion les idées de M. Ricord, essayons d'aborder les points en litige de cette importante question.

Il est utile d'établir d'abord très exactement les termes du problème, et de les emprunter à M. Ricord lui-même : « Dans l'ignorance, dit-il, où nous sommes du virus syphilitique, la définition de la maladie ne peut être qu'un tableau abrégé de ses principaux symptômes. La syphilis est une maladie qui paraît aujourd'hui propre à l'espèce humaine, mais non spontanée chez elle. Due à l'action d'un virus qui en est la cause spécifique, *sine quâ non*, et fatalement contagieux dans des conditions données, elle se développe toujours là où sa cause a été déposée et produit différents ordres d'accidents : les uns *primitifs*, directs, immédiats, se développent au lieu même où agit la cause ; les autres, *successifs*, paraissent consécutivement et peuvent en rester là, ou, infectant l'économie, produisent une *diathèse* qui, après un temps d'incubation déterminé, donne lieu fatalement à la manifestation d'accidents que nous diviserons en deux groupes : les uns, plus précoces, *accidents secondaires* ; les autres, plus ou moins tardifs, *accidents tertiaires* ; les uns et les autres non inoculables. La syphilis, dans ses différentes phases, nécessite le plus souvent une médication spécifique, ou tout au moins spéciale (1). »

Ce passage résume en quelques lignes toute la doctrine de M. Ricord ; chaque mot a une portée considérable. Sans m'arrêter aux récentes expériences de M. Auzias-Turenne, desquelles il résulterait que la syphilis n'est pas l'apanage exclusif de l'espèce humaine, et sans aborder la question de la spontanéité de la vérole, dont l'importance est ici secondaire, j'examinerai les points les plus contestés de cette définition, savoir :

1º Si la syphilis se développe toujours là où la cause a été déposée, appliquée ;

2º S'il existe un temps d'incubation déterminé ;

3º Si les conditions nécessaires pour la contagion sont telles que les veut M. Ricord ;

(1) *Leçons cliniques de M. Ricord*, recueillies par M. Courtin. (*Journal des conn. médic.-chirurg.*, septembre 1846.)

4° Enfin, si les accidents dits secondaires et tertiaires ne sont pas en effet inoculables.

Ces parties de la définition élucidées, il me faudra aborder la symptomatologie et discuter :

1° Le diagnostic différentiel du chancre et de la blennorrhagie ;

2° La succession réelle ou hypothétique des accidents primitifs, consécutifs, secondaires et tertiaires;

Enfin je terminerai ce vaste cadre par quelques considérations sur le traitement préconisé par M. Ricord.

Entre le moment qui suit un contact infectant et le développement du premier accident morbide, s'écoule-t-il un temps plus ou moins long que l'on appelle *période d'incubation* ? si oui, que se passe-t-il pendant cette période ? L'action du virus reste-t-elle limitée au point où elle s'est fait sentir, ou pénètre-t-elle toute l'économie avant l'apparition de l'accident morbide ? En d'autres termes l'action du virus est-elle pendant un temps déterminé simplement locale, ou devient-elle générale aussitôt après l'infection ?

Le problème, comme on le voit, est de la plus haute importance au point de vue du pronostic et du traitement.

M. Ricord se déclare pour l'action purement locale du virus au moment de la contagion, tandis que M. Cazenave, au contraire, soutient que l'infection devient immédiatement générale. « Lorsque, dit ce dernier, par suite du coït, un contact infectant a eu lieu, il n'y a, pendant un temps plus ou moins long, aucun phénomène appréciable, et cet état dure jusqu'au moment où la maladie se traduit par des symptômes extérieurs, soit un chancre, soit une blennorrhagie. Les choses se passent absolument de même lors de l'inoculation : la piqûre se guérit; et ce n'est qu'après un temps très variable que le point contaminé devient le siège des lésions qui présentent un caractère spécial..... Il en est de même de la variole pendant tout le temps qui sépare l'époque de l'infection et celui de la manifestation des principaux symptômes ; il en est de même dans la rage : la plaie produite par la morsure se guérit, et ce n'est que plus tard que surviennent les phénomènes qui trahissent la maladie. Enfin, dans tous ces cas, entre le moment de la contagion et celui de l'apparition des symptômes, il y a une période dans laquelle on n'observe rien, absolument rien. Voilà l'incubation, et ce caractère, commun à toutes les maladies virulentes, est inséparable de la syphilis. »

M. Ricord repousse toute incubation : pour lui, l'action morbifique agit localement au moment même où a lieu l'application du pus virulent. Cette action instantanée et locale est évidente à ses yeux d'après ce qui se passe quand on pratique l'inoculation.

Je ne puis admettre une pareille similitude, car si on examine les parties soumises à un contact infectant avant l'apparition de tout phénomène morbide, on ne découvre sur elles aucune trace de l'infection.

Mais est-ce à dire que l'action du virus, pour ne pas être apparente, n'est pas locale? je ne sais, car les rapprochements fournis par M. Cazenave ne sont pas à l'abri de toute discussion ; nul n'ignore en effet que l'action du virus rabique ne devient pas si rapidement générale qu'on ne puisse en neutraliser les effets par la cautérisation locale.

En présence de deux autorités aussi imposantes que celles de MM. Ricord et Cazenave, et en l'absence de toute expérience personnelle, j'estime que le doute est permis et que le médecin prudent et sage devra, tout en combattant les accidents primitifs comme s'ils étaient purement locaux, se tenir sur une grande réserve et avoir l'attention constamment éveillée sur les accidents qui pourraient suivre.

Mais comment reconnaître l'accident primitif, celui qui, d'après M. Ricord, est, pendant un temps déterminé, purement local? Comment le distinguer des accidents secondaires qui, toujours d'après M. Ricord, sont constamment les résultats d'une infection générale? Le diagnostic différentiel est important à établir, car il peut avoir une influence marquée sur le pronostic et le traitement.

Selon M. Ricord la syphilis ne revêt au début qu'une seule forme, ne se manifeste que par un accident unique, constamment le même, le chancre. Le chancre est le point de départ de toute diathèse, de tout phénomène syphilitique, et il n'y a pas une seule vérole qui n'ait commencée par un chancre.

J'examinerai tout à l'heure, au chapitre de la symptomatologie, les objections qui ont été faites à une déclaration si absolue. Pour le moment je ne dois m'arrêter qu'aux caractères du chancre, à ceux du moins qui servent à le distinguer soit des autres ulcères, soit des accidents dits secondaires et tertiaires de la syphilis.

M. Ricord a partagé en trois catégories les formes diverses sous lesquelles se présente le chancre :

1º Chancre induré ou chancre huntérien ;

2º Chancre simple ou superficiel ;

3º Chancre phagédénique, auquel il reconnaît deux variétés : 1º chancre phagédénique pultacé ou diphthéritique ; 2º chancre phagédénique gangréneux.

Chacune de ces formes a des caractères particuliers pour la description desquels je renvoie le lecteur aux traités spéciaux, mais toutes possèdent une propriété commune qui doit fixer notre attention et qui consiste dans la possibilité de reproduire, soit par *voie physiologique*, soit par *voie d'expérimentation*, un ulcère syphilitique primitif, lequel est également reproduisible à l'infini.

M. Ricord a eu surtout recours à l'expérimentation : la lancette à la main, il a introduit sous l'épiderme le pus ou toute autre matière sécrétée par une surface morbide syphilitique, à quelque degré qu'appartînt l'accident pathologique, et de ses longues et ingénieuses expériences il a cru pouvoir conclure que l'ulcère dit primitif était toujours inoculable à l'exclusion des accidents dits secondaires et tertiaires qui, eux, ne donnaient jamais des résultats positifs à l'inoculation.

Cette proposition est fondamentale dans la doctrine de M. Ricord; c'est une des pierres angulaires sur lesquelles repose son édifice; il importe donc de l'examiner à fond et de nous assurer :

1° Si le chancre est toujours inoculable;

2° Si le chancre est seul inoculable;

3° Enfin si les accidents secondaires et tertiaires sont incapables de *communiquer la vérole*.

La première proposition de M. Ricord a trouvé un petit nombre de contradicteurs. : Bru, dans son ouvrage publié en 1789, avait déjà avancé que tous les chancres ne s'inoculent pas ; dans ces derniers temps, M. de Castelneau a rapporté une observation (la première) où des inoculations répétées n'ont eu aucun résultat, *quoiqu'elles aient été pratiquées à diverses périodes de l'évolution du chancre* (1); les faits de ce genre ne sont pas assez nombreux pour que l'on puisse les considérer comme infirmant la loi établie par M. Ricord, et l'on pourrait dire ici avec raison que l'exception confirme la règle. Sans doute on cite de nombreux exemples de deux ou plusieurs individus ayant eu des rapports avec la même femme, et chez l'un desquels se montrait un chancre tandis que pour les autres ces rapports étaient complètement sans danger. Ces faits ne sauraient encore rien prouver contre l'assertion de M. Ricord, car leur explication est tout entière dans l'existence ou la non-existence des conditions nécessaires à la contagion, et pour l'étude desquelles je renvoie au livre du chirurgien de l'hôpital du Midi.

Les syphilographes, à peu près d'accord sur l'inoculabilité du

(1) *Recherches sur l'inoculation appliquée à l'étude de la syphilis.* — Paris, 1841.

chancre, se séparent d'opinion quand il s'agit de réserver cette propriété au chancre primitif seulement.

Je laisse de côté, pour y revenir plus loin, les faits relatifs à la blennorrhagie et au bubon d'emblée; je ne veux m'occuper ici que du diagnostic différentiel basé sur l'inoculation entre l'accident primitif et les accidents secondaires et tertiaires.

Wallace a fait connaître deux faits d'inoculation de pustule de l'individu malade à l'individu sain; M. Cazenave a publié dans les *Annales des maladies de la peau* une observation analogue; dans le courant de janvier de cette année 1851, M. Vidal (de Cassis) a présenté à la Société de chirurgie de Paris un mémoire, contenant trois observations d'inoculation d'*ecthyma*, dont une a donné lieu au sein de ce corps savant à une discussion très intéressante; enfin, à peu près à la même époque, le *Journal trimestriel de médecine pratique de Prague* publiait un long travail de M. Waller, traduit en France par M. Marc Sée, où se trouvent relatés plusieurs exemples d'inoculation des accidents secondaires.

M. Ricord oppose aux faits allégués contre sa doctrine ses expérimentations propres et celles de MM. Puche et Cullerier; il repousse les observations de Wallace comme inexactes et incomplètes; il rejette le fait de M. Cazenave, parce que les produits de l'inoculation ne ressemblaient en rien à l'ulcère générateur et que, selon toute probabilité, M. Cazenave a pris de fausses pustules pour des pustules véritables; enfin il combat l'observation de M. Vidal (de Cassis) en se fondant sur la distinction qu'il faut faire des ecthymas primitifs et des ecthymas secondaires, et en prétendant que l'ecthyma inoculé par M. Vidal appartenait probablement à la première catégorie. Quant au travail de M. Waller, de Prague, M. Ricord a consacré, pour le réfuter, la xxix⁰ et la xxx⁰ de ses lettres spirituelles qu'il adresse hebdomadairement à l'*Union Médicale*. Le cadre que je me suis tracé ne me permet pas de le suivre dans l'analyse qu'il fait des observations de notre confrère de Bohême; mais je puis, en détachant un lambeau de cette analyse, fournir un spécimen de cette verve intarissable que les adversaires de M. Ricord ne peuvent lui contester et qui tempère agréablement la sécheresse d'un sujet aussi aride que celui de la vérole : « Il s'agit d'abord, dit le chirurgien de l'hôpital du Midi, d'une respectable famille bourgeoise de Prague, » et telle que, sans amour-propre, nous en avons beaucoup à Paris. Dans cette famille, une fille, enfant de deux ans, présente des plaques muqueuses aux deux grandes lèvres, au périnée et au pourtour de l'anus. Le père et la mère assurent n'avoir jamais eu de maladies vénériennes; les autres enfans, *au nombre de huit, se portent bien et ont toujours joui d'une bonne santé* (1). En cherchant la cause de cet accident, on découvre que la bonne (quelle bonne!!), admise dans la maison *depuis trois mois seulement,* porte des plaques muqueuses au coin de la bouche et à la face interne des lèvres, sur la langue, les amygdales et le voile du palais ; il existe chez elle des points isolés couverts d'une exsudation solide (2) ; on trouve des plaques muqueuses sur les grandes lèvres, et (nous y voilà), sur la fourchette, *la cicatrice distincte d'un chancre !...* Ah! M. Waller, jamais la France n'a accusé la savante et consciencieuse Allemagne de légèreté, il s'en faut de beaucoup ; et cependant, que penser de votre distraction, en citant une semblable observation, quand vous n'y étiez pas obligé?

« Trois cas qui suivent sont parfaitement analogues ; dispensez-moi de les citer ; dispensez-vous de les lire ; car vous serez toujours, comme moi, convaincu que vous lisez une langue étrangère, et que vous ne comprenez pas l'allemand.

» Enfin, pour ne pas fatiguer le lecteur, et comme morale des fables précédentes, M. Waller cite l'observation de trois pédérastes qui avaient des plaques muqueuses ulcérées à l'anus, et qui lui avaient affirmé que la maladie avait commencée par là et comme cela ; l'un d'eux l'avait communiquée à son frère, en couchant avec lui ! Heureusement que l'histoire finit là. »

Je m'arrête aussi, et j'avoue que, de toutes les pièces du procès que je viens de mettre sous les yeux du lecteur, il ressort évidemment que la loi établie par Hunter et généralisée par M. Ricord, est vraie dans l'immense majorité des cas, et que, si des exceptions se présentent, elles tiennent à des circonstances étranges dont on n'a point encore saisi la filiation.

Résumons en quelques mots cette première partie, qui n'est pas la moins importante dans la doctrine de M. Ricord.

La vérole, suivant ce syphilographe, est peut-être de tout le cadre nosologique, l'affection la plus régulière et dont les phases diverses peuvent être le mieux prévues et annoncées : « On veut soutenir aujourd'hui, dit-il dans ses lettres à l'*Union Médicale,* que la syphilis est vagabonde et sans ordre, elle, si systématique, si symétrique et si rangée (telle que nous l'entendons) qu'un illustre professeur de pathologie générale, M. Andral, me disait un jour qu'elle devrait, en quelque sorte, servir de clé à toute la pathologie. »

(1) Quelle chance que toute la maison, comme le village de Portal et la ville de Vercelloni, n'ait pas été infectée!

(2) Qu'est-ce que cela?

La syphilis ne reconnaît qu'un accident primitif, le chancre, dont la propriété caractéristique, invariable au milieu des formes diverses que peut revêtir l'ulcère, est l'inoculation.

Tout chancre ne donne pas fatalement lieu à la vérole constitutionnelle.

Le chancre qui s'indure détermine *seul infailliblement* l'infection syphilitique.

L'infection syphilitique peut succéder à un chancre sans induration apparente.

Le chancre non induré, sans retentissement ganglionnaire, ou avec adénite *spécifiquement suppurée*, n'infecte jamais l'économie.

L'économie peut aussi être infectée autrement que par un chancre, c'est-à-dire par voie d'hérédité.

« Pas de vérole constitutionnelle, dit M. Ricord, sans chancre, ou sans père ou sans mère vérolés. »

La vérole constitutionnelle n'est inoculable sous aucune de ses formes.

L'infection constitutionnelle n'est ni en raison du siége, ni en raison du nombre, ni en raison de l'étendue, ni en raison de la durée absolue du chancre.

La vérole constitutionnelle, alors qu'aucun traitement n'en a entravé la marche, se manifeste *toujours* dans les six mois qui ont suivi l'infection.

On ne peut pas avoir deux fois la vérole constitutionnelle.

Telle est, résumée d'après les travaux les plus récents de M. Ricord (1), la première partie de sa doctrine.

Passant maintenant à un autre ordre de faits, je dois examiner si, ainsi que le veut M. Ricord, le chancre est le seul accident primitif de la syphilis, et si la blennorrhagie et le bubon d'emblée peuvent être ramenés à ce phénomène comme l'ecthyma inoculable que M. Ricord nomme tour à tour *ecthyma chancreux* ou *chancre ecthymateux*.

Parlons d'abord de la blennorrhagie :

Pour M. Ricord la blennorrhagie n'est jamais syphilitique, — contre cette proposition on a opposé des faits nombreux que je vais faire connaître ainsi que les réponses de M. Ricord.

M. Cazenave qui soutient l'opinion que la blennorrhagie et le chancre peuvent se produire réciproquement, cite à l'appui de sa manière de voir le fait suivant, emprunté à Vigaroux : « Six jeunes

(1) Lettres sur la syphilis à l'*Union Médicale*, actuellement en cours de publication.

gens eurent tour à tour commerce avec la même fille, qui leur donna
la vérole à tous. Elle se manifesta chez quelques-uns avec les mêmes
symptômes, chez d'autres avec des symptômes différents; le premier
et le quatrième, suivant l'ordre dans lequel ils se présentèrent pour
être traités, prirent des chancres et des poulains; le deuxième et le
troisième prirent chacun la chaudepisse; les deux autres, l'un un
chancre, et l'autre un seul poulain. »

Cette observation trop peu détaillée n'a qu'une valeur secondaire,
car la femme pouvait être atteinte tout à la fois de chancre et de
blennorrhagie, et la différence des accidents survenus chez les jeunes
gens s'expliquerait par les dispositions individuelles de chacun d'eux.

Mais voici qui est plus grave : M. Cazenave a cité des cas où des
chancres ont été contractés par le contact des parties génitales
avec le pus blennorrhagique; le même auteur (1), d'accord en cela
avec MM. Martin (2) et Legendre (3), assure que des syphilides, en
tout semblables à celles qui succèdent à des chancres, se montrent
fréquemment chez des individus qui, malgré les plus vives instances
et l'examen le plus minutieux, n'ont jamais accusé que l'existence
de deux ou trois blennorrhagies.

D'un autre côté, l'expérimentatation semble avoir confirmé l'observation pathologique : Hunter était arrivé à conclure « que la
gonorrhée et le chancre présentent la même disposition morbide, au
point qu'ils produisent la même espèce de pus (4). » Enfin M. de
Castelneau cite un fait d'inoculation où le pus blennorrhagique, en
l'absence de toute complication, que l'on avait constatée par le plus
sérieux examen, avait donné naissance à la pustule caractéristique
du chancre, comme si l'on avait inoculé le pus chancreux lui-
même (5).

M. Ricord ne pouvait contester ni la réalité de ces observations
ni l'autorité de ses contradicteurs ; il a accepté les faits, mais il a
dit à ses adversaires : si les parties génitales ont contracté des chancres au contact d'un pus que vous croyez purement blennorrhagique,
c'est qu'un chancre, caché à l'anus, et dont la matière a pu se mê-
ler à celle de la blennorrhagie, a échappé à votre investigation, car
le malade a toujours intérêt à dissimuler des pratiques honteuses;

(1) *Traité des syphilides*, 1843.
(2) *Mém. sur les causes générales des syphilides*, 1838. — *Bulletin de l'Acad.
natio. de méd.* 1837, tom. ii, p. 257.
3) *Nouvelles recherches sur les syphilides*. — Thèse, Paris, 1841.
(4) *Traité de la syphilis*, trad. par M. Richelot, Paris, 1845, pag. 440.
(5) *Loc. cit.*

si d'autre part des syphilides apparaissent sur des individus n'accusant que des blennorrhagies, interrogez-les mieux, examinez attentivement toutes les parties où des chancres peuvent se produire, et si les réponses des malades ne vous éclairent pas, vous rencontrerez des traces ou des cicatrices de chancres; pour moi, quand un accident secondaire se présente à ma visite, j'ai toujours saisi des traces de l'accident primitif; enfin si un pus d'apparence simplement blennorrhagique donne naissance à un chancre soit par le coït, soit par l'inoculation, ou si la blennorrhagie est suivie d'accidents syphilitiques secondaires et tertiaires, soyez convaincu qu'un chancre se trouve dans le canal de l'urètre, et, si cette matière *blennorrhagique chancreuse* ne donne aucun résultat à l'inoculation, cela tient à ce que le chancre larvé est profondément situé dans l'urètre, et que le pus que vous inoculez est tout simplement le résultat de la sécrétion inflammatoire de la partie de l'urètre comprise entre le chancre et le méat urinaire.

Le chancre larvé a rencontré plus d'un incrédule et on n'a pas manqué d'opposer à M. Ricord les autopsies que pratiqua Hunter sur deux suppliciés atteints de blennorrhagie et dont les canaux de l'urètre ne présentèrent aucune trace de chancre. Je m'étonne qu'on ait fait à M. Ricord la partie aussi belle et que M. Valleix, dans un ouvrage tout récent (1), ait reproduit cette preuve qui n'en est pas une : Hunter, en effet, ne pouvait pas trouver des chancres chez les deux suppliciés dont il parle, car, ainsi que le fait heureusement remarquer M. Ricord, il n'avait constaté rien de ce qui caractérise le chancre, c'est-à-dire inoculation, vérole constitutionnelle.

Sans doute, en appelant d'une manière plus exclusive l'attention des praticiens sur les antécédents du malade, résultant soit de son interrogatoire soit de l'examen de son corps, M. Ricord a diminué de beaucoup le cadre des syphilis purement blennorrhagiques, mais je crois qu'il est des cas où la blennorrhagie elle-même a le caractère virulent, sans qu'il soit possible de constater matériellement l'existence d'un ulcère chancreux.

Quant au bubon d'emblée, M. Ricord nie complétement son existence; et cette manière de voir est en quelque sorte confirmée par les résultats négatifs que son inoculation a donnés à MM. Cullerier, Ratier et Gibert. Sur ce point l'opinion de M. Ricord ne pouvait être différente, car, je le répète, selon lui il ne peut y avoir d'autres accidents primitifs que le chancre, lequel est constamment inoculable, précieuse prérogative qui le distingue non seulement

____

(1) *Guide du médecin praticien,* art. SYPHILIS.

des ulcérations purement vénériennes, mais encore des accidents secondaires et tertiaires de la syphilis qui, dans aucun cas, ne jouissent de cette propriété.

Comme on le voit, l'inoculation est la pierre fondamentale de la doctrine de M. Ricord, et c'est sur elle que reposent le diagnostic, le pronostic et la nature de traitement des affections vénériennes et syphilitiques.

Ce traitement a été rendu par M. Ricord presque aussi méthodique que la vérole, et l'on peut dire aujourd'hui que, grace aux efforts combinés de tout les syphilographes, chaque accident a, pour ainsi parler, sa médication particulière.

Le chancre étant purement local à son début, dans l'opinion de M. Ricord, celui-ci recommande de neutraliser sur place le virus, si faire se peut ; pour cela M. Ricord a dû déterminer le temps précis au bout duquel commence l'infection constitutionnelle, et de ses observations il a cru conclure que cette période était de cinq jours, à partir, non de l'apparition du chancre, mais, chose bien essentielle, à partir du coït infectant ; aussi recommande-t-il de cautériser le chancre à son début : « En prenant cette précaution, dit-il, on verra que le chancre détruit avant le cinquième jour de son existence, est véritablement mort et ne produit plus d'accidents consécutifs. »

Quand le malade n'a pu ainsi être préservé de l'infection constitutionnelle, M. Ricord n'en recommande pas moins la cautérisation de l'ulcère, qui ne sert alors qu'à activer sa cicatrisation, et recourt au mercure pour prévenir les accidents consécutifs.

Si les accidents secondaires se sont manifestés, les préparations hydrargiriques sont continuées, et comme tous les bons syphilographes, M. Ricord a plus particulièrement recours aux iodures de mercure.

Enfin contre les accidents tertiaires l'iodure de potassium est souverain tant à l'extérieur qu'à l'intérieur.

La prophylaxie de la vérole, ce rêve de toutes les âmes généreuses et de tous les amis de la santé publique, est pour quelques esprits de nos jours la pierre philosophale, qu'ils ne désespèrent pas de trouver. M. Auzias-Turenne, pour étouffer sans doute les remords que lui doit faire éprouver la vue des singes et des chiens qu'il a élevés au rang de l'homme, sous le rapport de la vérole, bien entendu, M. Auzias-Turenne, dis-je, est un de ces ardents expérimentateurs qui, en attendant d'être le Jenner de la syphilis, proclame comme préservatif une espèce de *saturation* vénérienne qu'il appelle *syphilisation* : « La *syphilisation*, dit-il, est un état constitutionnel bien distinct de la *vérole constitutionnelle*, sur laquelle il offre le double avantage d'une immunité contre le chancre, et probablement aussi d'une garantie d'assez longue durée contre tout autre symptôme syphilitique. »

Les idées de M. Auzias-Turenne ont trouvé au-delà des Alpes un approbateur : M. Casimir Spérino, chirurgien en chef du syphili-come de Turin, a lu à l'Académie royale de médecine de cette ville un mémoire des plus curieux, relatant des expériences faites sur les filles publiques, et desquelles il résulterait que la syphilisation est non seulement un préservatif, mais encore un remède contre tous les accidents de la vérole. « Les femmes *syphilisées*, dit M. C. Spérino, qui ont perdu actuellement la faculté de contracter une nouvelle infection, conserveront-elles toujours cet immense privi-lége, ou bien cette immunité ne durera-t-elle qu'un temps donné ? la guérison de la syphilis primitive et secondaire sera-t-elle perma-nente et radicale ? Le temps et les faits scrupuleusement observés pourront seuls résoudre ces grandes questions. »

L'Académie de Turin a nommé une commission pour examiner le mémoire de M. C. Spérino. Je ne sais quel sera le résultat de ses investigations ; mais ce moyen prophylactique me semblera tou-jours mériter le reproche que l'on fit à M. Diday (de Lyon), quand il voulut inoculer l'accident tertiaire pour prévenir la vérole cons-titutionnelle, et l'on se demandera encore quel avantage on trouvera à se faire scrofuleux dans la crainte d'être un jour syphilitique.

Mais en attendant que la syphilisation ait reçu droit de cité dans la science, ou plutôt que la syphilisation ait à jamais fait disparaître la vérole de la surface de la terre, il nous faut admettre avec les meilleurs esprits que tous les efforts pour prévenir la syphilis ont jusqu'à aujourd'hui abouti à montrer notre impuissance et la stérilité de recherches de toutes sortes. « Il n'existe pas de préservatif assuré et absolu du chancre, voilà ma déclaration, » dit M. Ricord, et malheureusement M. Ricord a raison.

Cependant il est des moyens qui, sans jouir d'une efficacité com-plète, sont recommandés par l'hygiène et l'expérience et qui doi-vent à ce titre fixer l'attention du médecin.

Qu'on me permette d'emprunter à M. Ricord les couleurs sous lesquelles il les signale ; l'esprit y est jeté à pleines mains, et ce tableau aussi vrai que piquant me fera peut-être pardonner les graves discussions que j'ai été obligé d'aborder, et clora agréable-ment ce premier chapitre de l'histoire de la vérole ; voici donc comment s'exprime M. Ricord : « .... Ce que la science possède de plus certain, en fait de prophylaxie, c'est de ne pas s'y exposer.

Cela paraît un peu naïf; mais que les débauchés s'en souviennent, c'est la vérité vraie. Je vais toucher ici un sujet délicat et rempli d'écueils. C'est encore une question de morale et de déontologie médicale non résolue, de savoir si le médecin peut et doit donner des conseils pour préserver d'un mal ceux qui s'exposent à le puiser à une source infâme. Je n'ai pas la prétention d'être plus rigoureux que l'austère Parent-Duchatelet, qui a abordé ce sujet avec la pureté des intentions que vous lui connaissez. D'ailleurs ne suis-je pas rassuré par la nature même du journal qui donne à mes lettres une hospitalité si libérale? Je m'adresse à des savants, à des médecins, et n'est-ce pas vous qui avez dit, mon cher ami, que la science est chaste, même toute nue? Rassurez-vous, après tout, je ne ferai que glisser sur ce sujet scabreux.

» Il n'existe pas de préservatif assuré et absolu du chancre, voilà ma déclaration.

» Si malgré cela, on veut en courir la chance, quelques précautions peuvent être prises. Il faut d'abord se souvenir du précepte de Nicolas Massa, si énergiquement traduit par Cullerier l'ancien... Les rapports ne doivent pas être volontairement prolongés; dans ce moment, il faut être égoïste, comme le disait le grave Hunter, mais non pas égoïste à la manière de Mme de Staël, qui appelait l'amour de l'égoïsme à deux.

» Les soins de la plus minutieuse propreté de la part des personnes suspectes, doivent être exigés dans les maisons publiques. Ce que nous savons depuis bien longtemps du dépôt du pus virulent qui peut être tenu en réserve dans les organes génitaux des femmes en démontre la nécessité. C'est un moyen de prévenir toujours les contagions médiates. Je vous ai dit que de nombreuses expériences m'avaient démontré qu'il suffisait de décomposer le pus virulent pour le neutraliser : de l'alcool dans de l'eau, de l'eau étendue d'un cinquième de la liqueur de Labarraque, tous les acides étendus d'eau, de manière à ne pas être caustiques, le vin, la solution de zinc et d'acétate de plomb, suffisent pour empêcher le pus virulent d'être inoculable; tandis que si ce même pus n'est pas altéré, il suffit de quantités excessivement minimes, homœopathiques, si vous voulez, pour agir. M. Puche nous a dit, à l'hôpital du Midi, qu'il avait obtenu des effets de l'inoculation d'une goutte de pus mélangée à un demi-verre d'eau.

» L'usage des corps gras est très utile, surtout pour les personnes de l'art qui doivent pratiquer le toucher sur des parties dangereuses. Les lotions astringentes qui tannent un peu les tissus ont souvent fait éviter la contagion.

» Mais si les soins de propreté sont nécessaires avant les rapports chez la personne qui peut contagionner, il ne doivent être minutieux qu'après l'acte chez la personne qui s'est exposée.

» Il est un moyen que la morale répudie et dans lequel la débauche a une grande confiance, qui sans doute garantit souvent, mais qui, comme l'a dit une femme de beaucoup d'esprit, est une cuirasse contre le plaisir et une toile d'araignée contre le danger.

» Ce *procédé médiat* est souvent poreux ou a déjà servi; il se déplace fréquemment ; il fait l'office d'un mauvais parapluie que la tempête peut crever, et qui, dans tous les cas, garantissant assez mal de l'orage, n'empêche pas les pieds de se souiller. J'ai vu, en effet, bien souvent des ulcérations de la racine de la verge, de l'angle péno-scrotal, des bourses, etc., chez des personnes qui avaient pris de ces précautions inutiles.

» Beaucoup de malades se croient à l'abri de la contagion en ne terminant pas l'acte vénérien. Une dame qui me consultait pour elle-même, était très étonnée d'avoir communiqué une maladie à son amant, attendu, disait-elle, *qu'il ne concluait pas*.

» Quelques syphilographes physiciens croyaient que l'infection urétrale en particulier s'effectuait après l'éjaculation qui faisait le vide, et par l'horreur que la nature a du vide. Mais des faits nombreux m'ont enseigné le contraire. L'éjaculation, en effet, doit être considérée comme une puissante injection d'arrière en avant et qui nettoie ainsi l'urètre, et si les affections urétrales déjà si communes ne sont pas plus fréquentes, c'est peut-être à cette condition qu'il faut le rapporter. Aussi un vieil et excellent précepte est celui qui recommande une prompte miction après tout rapport suspect. Dans des temps, heureusement loin de nous, on avait des psilles.

» La circoncision du prépuce, l'excision des nymphes trop longues devraient aussi constituer une règle d'hygiène des organes génitaux, car ces appendices favorisent beaucoup la contagion. »

Telle est la doctrine de **M. Ricord**, tels sont les services qu'il a rendus à la science et à l'humanité. Peu d'hommes savent comme lui se faire pardonner leur supériorité : esprit plein de verve et de gaité, homme du monde jusqu'à l'élégance, cœur généreux jusqu'à la sensibilité, il a un mot heureux pour toutes les victimes de l'amour, une consolation pour toutes les douleurs, et de l'affabilité pour chacun.

Il est chirurgien à l'hôpital du Midi et membre de l'Académie nationale de médecine.

BIBLIOGRAPHIE.

MÉMOIRE SUR L'IMPORTANCE DE L'EMPLOI DU SPÉCULUM DANS LES MALADIES VÉNÉRIENNES, lu à l'Académie de médecine, 1833.

MÉMOIRE SUR L'INOCULATION ARTIFICIELLE DE LA VÉROLE CHEZ L'HOMME, lu à l'Académie de médecine, 1833.

MÉMOIRE SUR LA BLENNORRHAGIE DE LA FEMME, 1834.

MÉMOIRE SUR L'EMPLOI DE L'ONGUENT MERCURIEL DANS LE TRAITEMENT DES ÉRYSIPÈLES, 1836. (Ce travail a obtenu une mention honorable de l'Institut.)

MÉMOIRE SUR LE SARCOCÈLE SYPHILITIQUE, 1836.

MONOGRAPHIE DU CHANCRE, 1837.

DE LA NATURE ET DU TRAITEMENT DE L'ÉPIDIDYMITE BLENNORRHAGIQUE, lu à l'Académie de médecine, 1838.

TRAITÉ PRATIQUE DES MALADIES VÉNÉRIENNES, 1 vol. in-8º — Paris 1838. (Cet ouvrage valut à son auteur le prix Montyon de l'Académie des sciences en 1838.)

TRAITÉ DES MALADIES SYPHILITIQUES DE HUNTER, *trad. par M. Richelot* (les notes dont M. Ricord a enrichi cette traduction, en font un ouvrage original), 1 vol. in-8º, 1ʳᵉ édition, Paris 1842 — 2ᵉ édition, Paris 1851. (*Paraîtra dans quelques jours.*)

MÉMOIRE SUR L'OPHTHALMIE BLENNORRHAGIQUE, 1842.

CLINIQUE ICONOGRAPHIQUE DE L'HÔPITAL DES VÉNÉRIENS, recueil d'observations qui ont été traitées dans cet hôpital, in-4º, pl. coloriées avec texte explicatif, publié par livraisons; la première date de 1842; la dernière a paru en 1851; en tout 22 livraisons.

LETTRES SUR LA SYPHILIS, publiées dans l'*Union médicale*; seront mises plus tard en volume.